...boa
Jonhatan García Cairós
Enrique Colilla Mtnez

DMAE: Retinografía, diagnóstico optométrico, farmacología y nutrición

Ricardo Bernárdez Vilaboa
Jonhatan García Cairós
Enrique Colilla Mtnez

DMAE: Retinografía, diagnóstico optométrico, farmacología y nutrición

Casos reales

Editorial Académica Española

Imprint
Any brand names and product names mentioned in this book are subject to trademark, brand or patent protection and are trademarks or registered trademarks of their respective holders. The use of brand names, product names, common names, trade names, product descriptions etc. even without a particular marking in this work is in no way to be construed to mean that such names may be regarded as unrestricted in respect of trademark and brand protection legislation and could thus be used by anyone.

Cover image: www.ingimage.com

Publisher:
Editorial Académica Española
is a trademark of
International Book Market Service Ltd., member of OmniScriptum Publishing Group
17 Meldrum Street, Beau Bassin 71504, Mauritius

Printed at: see last page
ISBN: 978-620-2-12873-5

Copyright © Ricardo Bernárdez Vilaboa, Jonhatan García Cairós, Enrique Colilla Mtnez
Copyright © 2018 International Book Market Service Ltd., member of OmniScriptum Publishing Group

DMAE: Retinografía, diagnóstico optométrico, farmacología y nutrición

Autores:

Ricardo Bernárdez Vilaboa

Enrique Colilla Martínez

Jonathan García Cairós

INDICE

PRÓRROGO	5
INTRODUCCIÓN	7
Epidemiología	7
OJO NORMAL	10
OJO CON DMAE	13
DMAE SECA O ATRÓFICA	15
DMAE HÚMEDA O EXUDATIVA	17
PRUEBAS OPTOMÉTRICAS Y RETINOGRAFÍA (PROCEDIMIENTO Y RESULTADOS POSIBLES)	19
Pruebas Optométricas	19
Retinografia (No midriático)	21
SOLUCIONES: PREVENCIÓN Y EDUCACIÓN. TRATAMIENTOS Y FARMACOLOGÍA. NUTRICIÓN ESPECÍFICA EN LA DMAE	27
Prevención	27
EDUCACIÓN EN DMAE	31
Educación en personas no diagnosticadas	31
Educación Sanitaria en personas diagnosticadas de DMAE	33
TRATAMIENTOS Y FARMACOLOGÍA EN DMAE	35
Verteporfina	35
Proteina de fusión: Aflibercept	36
Pegaptanib	38
Ranibizumab	39
NUTRICIÓN Y DIETÉTICA. CRITERIOS GENERALES	41
Guías alimentarias para una correcta alimentación	41
Grupos de alimentos	42
Pautas dietéticas y distribución de la energía para cada uno de los pacientes	44
Hidratación corporal	44
Actividad física	44
Distribución de los menús y la energía	44
Como se deben servir los alimentos para que no pierdan sus nutrientes	45
Las hortalizas y su relación con las técnicas culinarias	46
Métodos sin contacto directo con el agua	47
Objetivos nutricionales para la población Española por la Sociedad Española de Nutrición comunitaria	48
NUTRICIÓN ESPECÍFICA EN LA DMAE	50
CASOS REALES	55
Caso 1: DMAE húmeda	56
Caso 2: DMAE seca	59
ABREVIATURAS	63
REFERENCIAS	65

4

PRORROGO

Iniciamos una serie de libros para el conocimiento profundo de la aplicación de la retinografía. Esta técnica representa una entrada al interior del ojo. Esta es una vía de entrada que nos permite distinguir entre ojo sano o con algún signo fuera de lo habitual. Su principal ventaja consiste en la obtención de un archivo objetivo para almacenar y asociar al paciente sin la utilización de fármacos (Pérez-Salvador García, E., 2003).

El aprendizaje de este instrumento requiere un tiempo hasta conocer los detalles que nos proporcione la mejor imagen retinográfica. Una vez dominada la técnica es más importante su interpretación, conocer los detalles vistos en el fondo de ojo. Por eso, hemos pensado en revisar la interpretación de la retinografía publicando varios libros divididos en función de las enfermedades más representativas. En esta primera entrega iniciamos la exploración de la Degeneración Macular Asociada a la Edad (DMAE).

INTRODUCCIÓN

Desde 2013, la clasificación de la Degeneración Asociada a la Edad (DMAE) se establece en tres estadíos según la gravedad de la patología: DMAE precoz, intermedia y avanzada (esta última incluye a la atrófica y neovascular). Esta nueva clasificación diferencia claramente entre la patología y los cambios propios de la edad no patológicos y permite el riesgo de progresión de la DMAE avanzada en 5 años, esencial para establecer el mejor tratamiento de forma individualizada.

Epidemiología.

La degeneración macular asociada a la edad (DMAE) es actualmente la primera causa de pérdida de visión en los países desarrollados en personas que superan los 50 años. Se estima que existen unos 25 millones de personas afectadas en el mundo, cada año se calculan que son diagnosticados 500000 afectados. Existen muchos subtipos de DMAE, pero básicamente existen dos tipos de DMAE: la húmeda o exudativa y la seca o atrófica.

En EE.UU. la prevalencia global de la DMAE en personas mayores de 40 años se estima en un 1,47%, un 1% en personas entre 65 y 74 años, un 5% entre los 75 y 84 años, y un 13% en mayores de 85 años (Friedman DS, 2004; Klein R, 2011). En Europa, el estudio EUREYE evidenció que el 3,3% (IC 95%: 2,5% a 4,1%) de la población mayor de 65 años padece DMAE (Augood CA, 2006).

En España la DMAE afecta a unas 700000 personas (el 1,5 % de la población actual) y es de las patologías asociadas a la ceguera que más crecerán en los próximos años. Si se considera solo la población mayor de 50 años (población con mayor probabilidad de padecer DMAE), la prevalencia es del 5,3 %.

La DMAE atrófica o seca afecta al 85% de los pacientes. Su incidencia es mayor y la discapacidad visual que se produce es mucho más grave, y lo que se debe saber es que pese a que su evolución es lenta a lo largo de los años los resultados son peores que en la exudativa.

La pérdida de la agudeza visual es más lenta, y se produce una visión central que en apariencia es buena.

En el caso de la lectura, aunque el paciente puede ver bien cada una de las letras de forma independiente, no puede ver la siguiente ni las anteriores. No es capaz de encadenarlas y, en consecuencia, no puede leer.

Es indispensable un examen optométrico completo que incluya una retinografía, una auto fluorescencia, una tomografía de coherencia óptica y, en ciertas ocasiones, una microperimetría y una campimetría visual.

9

OJO NORMAL

Estamos delante de una estructura ideal o normal. Los requisitos que debe cumplir y observamos, es la aparición de la papila, la mácula, venas y arterias, un tapiz anaranjado liso, todo ello con una disposición invertida en cada ojo. Estos detalles son los que debemos reconocer en una retina, por eso, os mostramos varias fotos donde describimos estos detalles.

| Sin filtro | Contraste | Contraste + invertida |
| Filtro azul | Filtro rojo | Filtro verde |

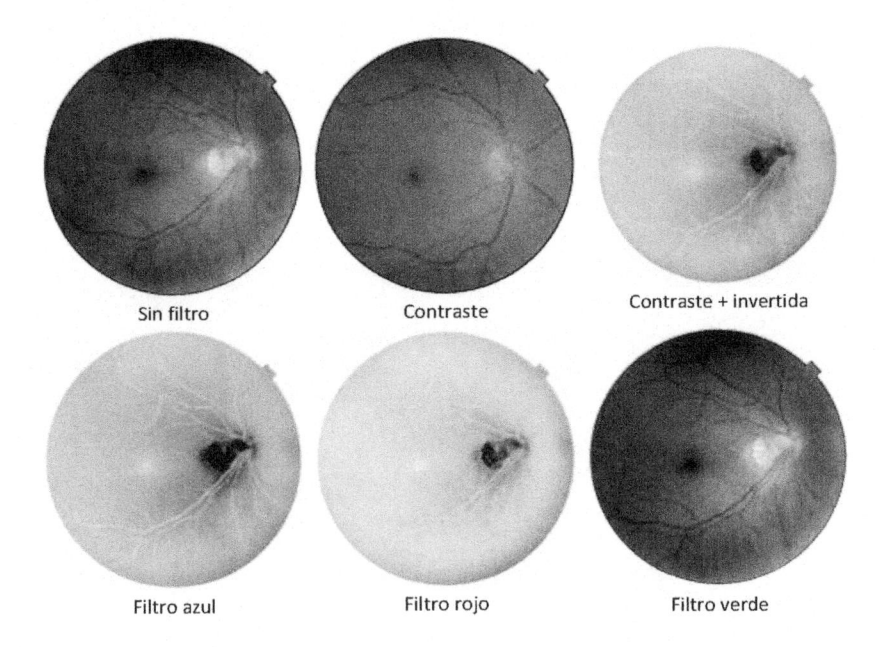

Figura 1. Ojo derecho normal sin filtro, contraste, contraste + invertida, filtro azul, rojo y verde

Las características de un ojo normal son una zona macular rojiza, ligeramente por debajo del centro papilar y algo más de dos diámetros papilares entre su centro y la papila. La papila o salida del nervio óptico de un color blanquecino, en diferentes tonalidades según excavación. Desde esta papila salen o entran, vasos y arterias, en dos arcos principales, hacia arriba y hacia abajo, con un recorrido similar. Por último, un tapiz de color anaranjado con zonas en otro color, sin signo perjudicial.

En la observación en directo, se percibe la pulsación de las arterias y se diferencia el ojo derecho del izquierdo por situarse la papila en la zona nasal en ambos ojos.

En el uso de los filtros se evidencian diferencias para el diagnóstico final y precisamente, en una secuencia como la representada en la figura 1, de imagen sin filtro, con contraste, invertida o con filtros de color azul, rojo y verde, no debe aparecer ningún signo, que, si en alguna imagen no se ve, aparece en otra, cuando hay algún signo perjudicial.

OJO CON DMAE

Un ojo con DMAE se caracteriza por un tapiz menos uniforme que un ojo normal. Básicamente se observan drusas en la zona macular y hemorragias que impide una correcta visión.

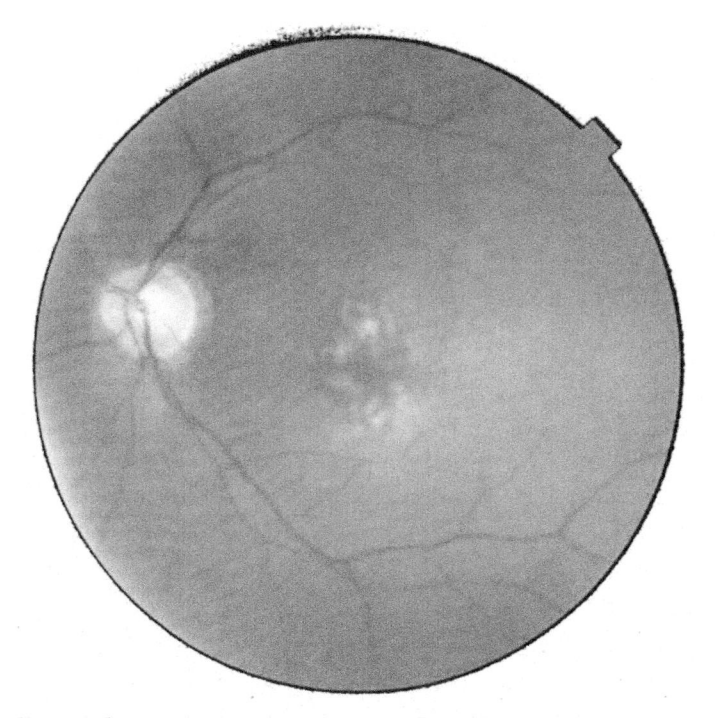

Figura 2. Ojo con DMAE: 1. Drusas área macular, 2. Pigmentación naso superior.

Es un ojo con defectos en la agudeza visual con la edad, por la aparición de elementos, producidos por degeneración de las estructuras propias del ojo y con incidencia muy variada hasta la ceguera.

Su aparición evidencia una mala calidad visual impidiendo un normal desarrollo de la actividad cotidiana. La degeneración macular asociada a la edad

DMAE SECA O ATRÓFICA

Este ojo tiene drusas duras en la zona macular y no tiene tratamiento.

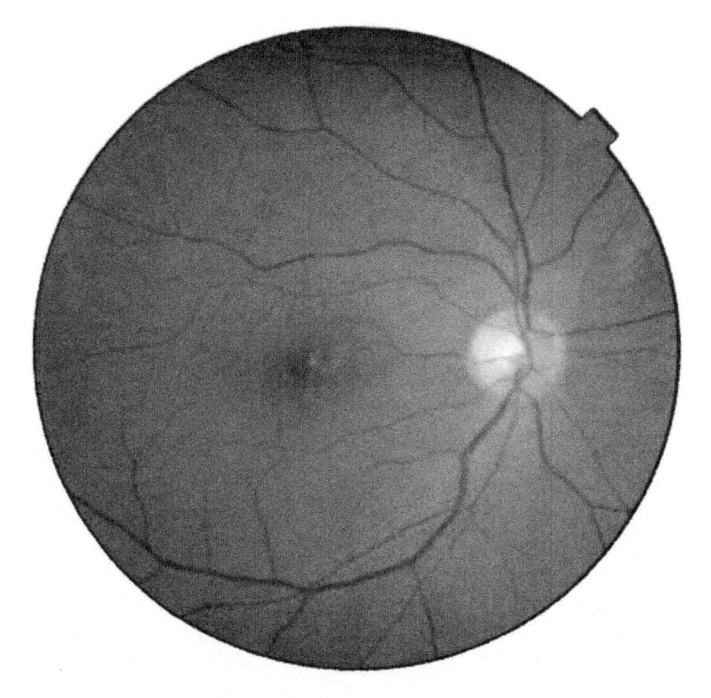

Figura 3. OD con DMAE seca con drusas duras en mácula.

DMAE HÚMEDA O EXUDATIVA

Este ojo tiene hemorragias y drusas blandas en la zona macular y fuera de la misma con tratamiento farmacológico y con láser para detener su evolución. Presenta neo vascularización.

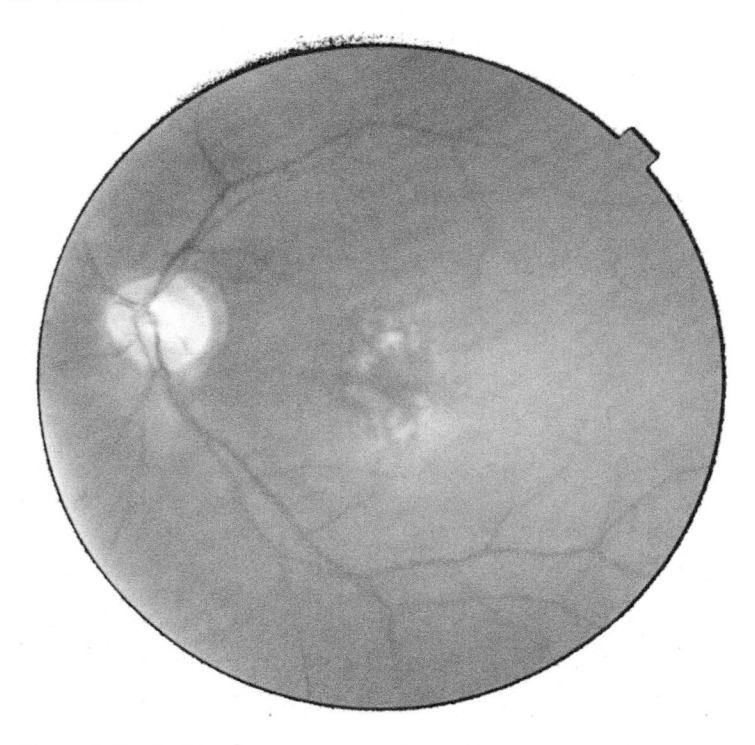

Figura 4. Drusas blandas en zona macular en OI.

PRUEBAS OPTOMÉTRICAS Y RETINOGRAFÍA

PRUEBAS OPTOMÉTRICAS

Además de un examen optométrico habitual con la **refracción objetiva y subjetiva** para obtener el **máximo positivo para la máxima agudeza visual**. Esta prueba es significativa por una pérdida importante.

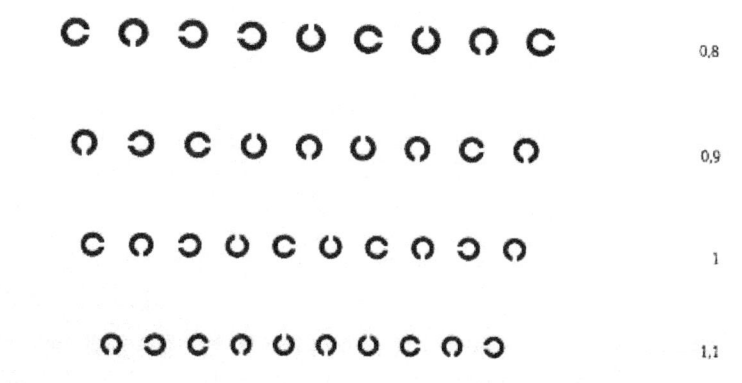

C O Ɔ Ɔ U C U O C   0,8

O Ɔ C U O U O C O   0,9

C O Ɔ U C U C O Ɔ O   1

O Ɔ C O U O U C O Ɔ   1,1

Figura 5. Test de AV

Otra prueba importante es **la rejilla de Amsler** para la valoración de campo visual central en cualquier situación e incluso de forma autónoma. Se mide con una rejilla de cerca, que lleva ese nombre, donde se pide al paciente que la mire de forma monocular el deterioro macular con pérdida de partes de la cuadrícula o por imágenes deformes de las líneas que lo forman.

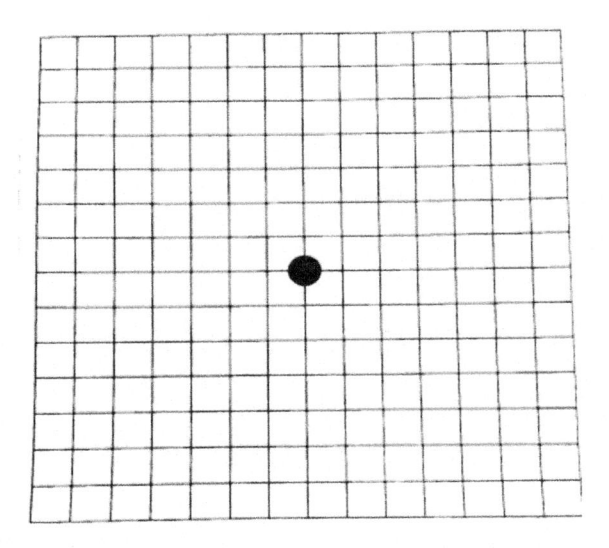

Figura 6. Rejilla de Amsler

El test de la rejilla de Amsler es una prueba muy fácil y útil para valorar la visión central, ya que se pueden detectar cambios tempranos en el centro de la retina que de otra manera pasarían desapercibidos.

1. Colócate a unos 30 cm de distancia del papel o del monitor
2. Ponte tus gafas o lentes de contacto, si las usas.
3. Tápate un ojo.
4. Mira fijamente el punto central de la rejilla.
5. Ojo derecho tapado

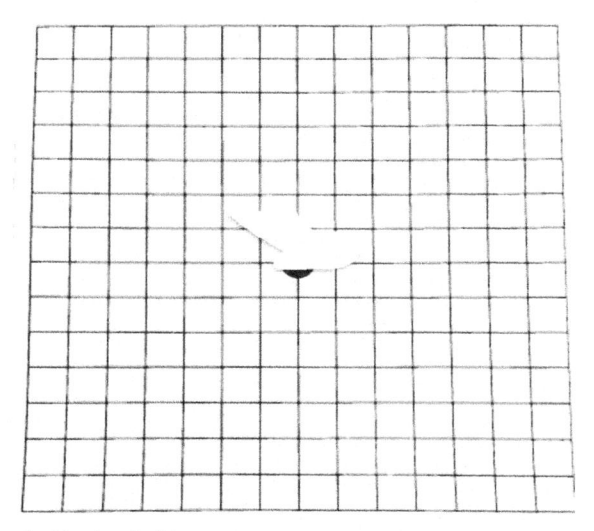

Figura 7. Simulación de pérdida de visión central.

Y por último, la Retinografía es una prueba objetiva con posibilidad de almacenar información vital para los pacientes.

RETINOGRAFÍA (No midriática)

La fotografía del fondo ocular destaca detalles retinianos y localiza lesiones en función de la longitud de onda del filtro utilizado: con el filtro azul, la interface vítreo-retiniana y la capa de fibras nerviosas de retina (CFNR), con el filtro verde, la vascularización y las alteraciones retinianas, y con el filtro rojo, la coroides.

La introducción de la cámara de fondo de ojo continúa siendo el principal método de información de la patología del polo posterior. Desde la aparición de las primeras fotografías de fondo de ojo, de Jackmman y Webster (Jackmman and Webster, 1886) se ha recorrido un largo camino.

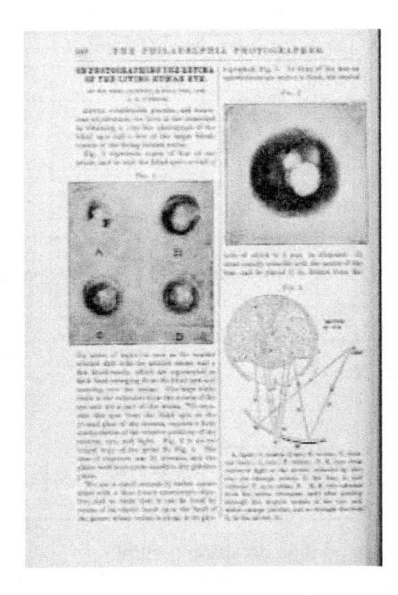

Figura 8. Artículo de Jackmman y Webster (1886) en "the Philadelphia Photographer"

El retinógrafo no midriático permite estudiar el fondo de ojo en color, resaltar distintas estructuras con filtros (azul, verde y rojo), y destacar la patología vascular retiniana, alteraciones maculares y la vascularización coroidea.

La retinografía empezó a ser importante, destacando la incorporación de los flashes electrónicos a las cámaras de fondo, la aparición de películas de alto pixelado y contraste y los avances de la tecnología de los filtros de interferencia.

El trabajo de Vogt (Behrendt T, Slipakoff E., 1982) condujo al examen del fondo de ojo con filtro «libre de rojo», que ahora están incorporados en los oftalmoscopios.

El resaltado de estructuras basa en tres principios fundamentales:

1. La fotografía con filtros ofrece mejores resultados siendo la grabación en cada parte de la película en reflectividad de las estructuras a la longitud de onda del filtro empleado. El registro del color es una práctica muy útil.

2. Los filtros monocromáticos aclaran los objetos de su mismo color y oscurecen los objetos del color complementario, cuando empleamos imágenes en BN. Por ejemplo, el filtro verde oscurece y resalta en negro las hemorragias y vasos retinianos rojos (color complementario al verde).

3. La luz de diferente color penetra a diferentes niveles de la retina según la longitud de onda: longitud más corta (490 nm, azul) penetra menos, longitud más larga (640 nm, roja) penetra más.

Filtros: tipos, propiedades, equipo y uso clínico

Los filtros más empleados son el azul, el verde y, con menor frecuencia, el rojo.

Filtro azul:

Longitud de onda 490 nm

Propiedades

Penetra escasamente en retina.

Resalta la capa de fibras nerviosas (CFNR) y

La interface vitreorretiniana.

En las imágenes con filtro azul se resalta la estriación de la CFNR, apareciendo la mácula oscura (por el pigmento xantófilo amarillo).

Aplicaciones

Membranas epirretinianas o CFNR (glaucoma y patología de nervio óptico).

Filtro verde:

Longitud de onda de 540 o 575 nm

La luz anerita o filtro «libre de rojo».

Propiedades

Penetra la retina hasta el epitelio pigmentario retiniano (EPR). Resalta la vascularización retiniana y sus alteraciones (hemorragias), aumentando el contraste entre la sangre de los vasos retinianos y el epitelio pigmentario retiniano.

Imágenes

Es recomendable realizar en todos los pacientes a documentar. Son imágenes muy contrastadas de la vascularización retiniana y el fondo, quedando «ocultas» las alteraciones coroideas pigmentadas.

Aplicaciones

Se emplean en todas las patologías de fondo de ojo: Vascularización retiniana normal y patológica, hemorragias, membranas epirretinianas, estudio de CFNR, especialmente en presencia de opacidades de cristalino.

Filtro rojo:

Longitud de onda 630-640 nm

Propiedades

Atraviesa la retina, EPR y coroides (excepto acúmulos pigmentados), siendo reflejada por la esclera. Resalta los detalles coroideos, especialmente lesiones pigmentadas, tumores y vascularización coroidea.

Imágenes

Las imágenes captadas con luz monocromática roja son poco contrastadas, desdibujadas, en las que se visualiza la vascularización coroidea normal, apareciendo los vasos retinianos desdibujados. El filtro rojo resalta especialmente lesiones pigmentadas coroideas, que aparecen de color negro.

Aplicaciones

Estudio de grandes vasos coroideos, patología coroidea con lesiones pigmentadas (nevus), tumores (melanomas, hemangioma) y lesiones inflamatorias coroideas.

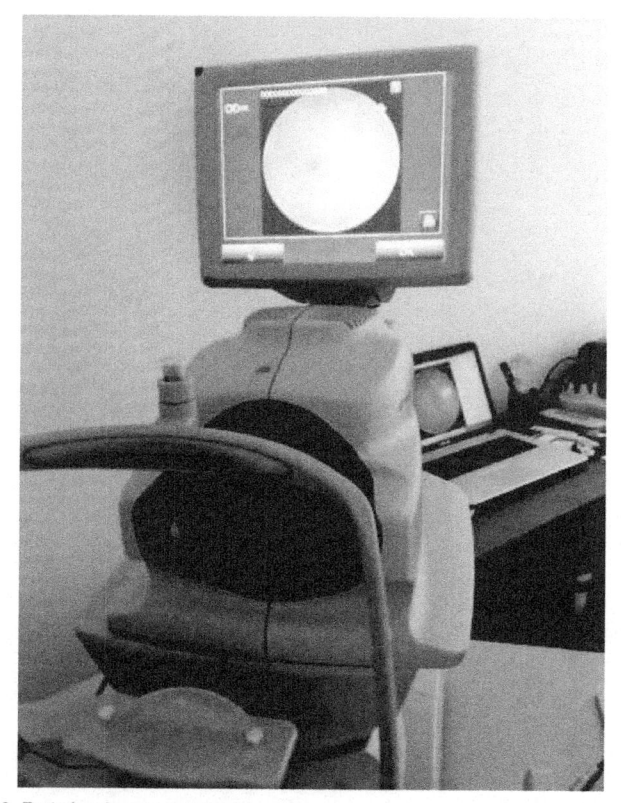

Figura 9. Retinógrafo computerizado

Este instrumento objetivo nos proporciona imágenes amplias de la retina con un campo suficiente para observar mácula, papila, arcos de venas y arterias en una sola instantánea. Así mismo, permite observar con más comodidad elementos como drusas, en número y tamaño, además de hemorragias que afecten a la mácula, asegurando diagnósticos.

SOLUCIONES: PREVENCIÓN Y EDUCACIÓN. TRATAMIENTOS Y FARMACOLOGÍA. NUTRICIÓN ESPECÍFICA EN LA DMAE.

PREVENCIÓN

La DMAE seca o atrófica solo puede prevenirse, a día de hoy o hacer que su evolución sea lo más lenta posible desde que el diagnóstico médico se hace efectivo. No hay ninguna manera clara de prevención pero sí que los factores de vida saludable pueden reducir el riesgo de desarrollar la enfermedad:

1. No fumar.

Es el tabaquismo el factor ambiental más importante asociado a la DMAE.

Varios estudios han demostrado que el riesgo de sufrir DMAE aumenta con el consumo de tabaco, y la velocidad a la cual avanza la enfermedad también. Por eso, un fumador tiene el doble de posibilidades de sufrir DMAE que un no fumador concretamente 2,4 veces mayor de desarrollar la enfermedad.

2. Seguir una dieta sana, rica en frutas y verduras y disminuir las grasas saturadas.

Es necesario una dieta rica en antioxidantes como medida preventiva desde el estadio precoz de la DMAE que recoja una alimentación sana, deben estar presentes alimentos (verduras y frutas) ricos en nutrientes como (vitaminas C y E, luteína y zeaxantina, zinc y cobre, además es necesario disminuir los alimentos de origen animal, por tanto, baja en colesterol y grasas saturadas, se deben incorporar el pescado azul que es rico en omega 3 (EPA y DHA) puede reducir el riesgo de sufrir DMAE. Y Mientras que existen estudios que si relacionan la alta ingesta de colesterol y de grasas saturadas tienen un riesgo más elevado de sufrir la enfermedad.

Existen una serie de complementos nutricionales que son recomendables incorporarlos es un los estadios intermedios y avanzado.Por tanto debemos tener claro que la incorporación de estos nutrientes de carácter antioxidantes ayudan a retrasar la aparición de síntomas y la gravedad de los mismos.

Los nutricionistas que conocemos perfectamente la dieta mediterránea relacionamos este tipo de dieta como un factor protector del avance de la DMAE.

3. Hacer ejercicio regularmente.

La actividad física está asociada con menor riesgo tanto de DMAE inicial como avanzada en la población blanca Se trata de una asociación de gran importancia para la salud pública. Tan solo una pequeña cantidad de actividad física es suficiente para aportar beneficios a la salud.

4. Mantener un peso saludable. Obesidad y sedentarismo.

Los pacientes con degeneración macular y con obesidad (Indice de Masa Corporal mayor a 30) tienen más del doble del riesgo de desarrollar formas avanzadas de degeneración macular, en comparación con personas de masa corporal normal, según un estudio presentado en Archivos de Oftalmología (junio 2003). En el mismo estudio, se observó que quienes realizaban actividad física de intensidad moderada al menos tres veces a la semana, reducían el riesgo de desarrollar formas avanzadas de DMAE, en comparación con pacientes sedentarios.

5. Factores genéticos. Color de los ojos.

El factor genético tiene una influencia determinante en esta patología: hasta ahora, se han detectado unos 20 genes implicados. Por ello, se han desarrollado pruebas genéticas para ayudar a evaluar el riesgo de la progresión, especialmente aconsejables en caso de antecedentes familiares. Muchos de los pacientes con DMAE tienen antecedentes familiares, personas en su familia que se quedaron ciegas de mayores o perdieron la visión con los años y, por eso, algunos pacientes conocen la enfermedad. También hay pacientes que la desconocen, y no saben que algún familiar suyo la sufrió, ya que hay formas de DMAE menos agresivas, o familiares que no llegaron a conocer, etc.

El color de los ojos también tiene relación con el desarrollo de la DMAE, las personas con ojos claros tienen más probabilidad de desarrollarla que aquellas personas que tienen ojos con pigmentos oscuros.

6. Exposición a rayos ultravioleta.

También hay factores menos estudiados, como la incidencia de los rayos ultravioletas, que pueden influir en una progresión más rápida de la DMAE.

7. Otras recomendaciones.

Se podría también el hacer una analítica general para descartar enfermedades que afecten a la retina como es el padecer de Diabetes Mellitus, el padecer de hipercolesterolemia e hipertrigliceridemia, así como gozar de buena tensión arterial, y en caso necesario los médicos deben poner remedio estableciendo un pautas higiénicas y tratamientos farmacológicos oportunos para tratar estas enfermedades.

Estas enfermedades (diabetes mellitus, hipertensión arterial, hipercolesterolemia e hipertrigliceridemia) si no son tratadas pueden producir alteraciones de los vasos de la retina, y de su irrigación y por ende que estén bien oxigenados. Es por ello que si nuestro paciente presenta DMAE se deben someter a análisis habituales con su médico y tener controlado todos estos aspectos.

Algunos pacientes tienen formas muy agresivas de DMAE que evolucionan rápidamente. A pesar de los consejos y tratamientos actuales, a veces no se puede frenar la rápida pérdida de visión en estos pacientes. Por este motivo es tan importante el diagnóstico de la enfermedad en sus fases iniciales y realizar revisiones periódicas con el optometrista cuando existen antecedentes familiares de esta enfermedad y derivar al oftalmólogo.

EDUCACIÓN EN DMAE.

Educación en personas no diagnosticadas.

Ya sabemos que son los mayores de 50 años la población diana donde debemos acentuar la educación sanitaria para prevenir o minimizar la DMAE todo el tiempo que se sea capaz, es por ello que de forma clara debemos crear campañas sanitarias que dejen claro los siguientes aspectos:

1. Dejar el hábito del tabaco ya que es el primer factor modificable. Poner en práctica la deshabituación tabáquica (en lugares sanitarios acreditados centros de salud, hospitales y farmacias comunitarias).

2. Fomentar una dieta sana, rica en frutas y verduras y disminuir las grasas saturadas. Se pueden dar charlas, entregar trípticos, derivar a profesionales a la población mayor de 50 años, para que cuiden su alimentación no sólo para evitar la DMAE ya que existen muchas enfermedades metabólicas que pueden prevenirse o minimizar sus síntomas si la alimentación es correcta y ajustada a cada paciente.

3. La actividad física y la hidratación debe existir por igual al apartado 2 para así tener un efecto total ajustadas a cada paciente. El año 2017 el Consejo General de Colegios Oficiales de Farmacéuticos, puso en marcha PLENUFAR que forma a los farmacéuticos comunitarios para fomentar una correcta alimentación y estilo de vida desde las oficinas de farmacia de España, iniciativas como estas deben estar más presentes en todos los colectivos profesionales para poder ayudar a los pacientes desde la prevención.

4. Si hay antecedentes genéticos, los pacientes deben ponerlo en conocimiento de su médico y/o especialista para que determine las medidas a seguir.

5. Exposición a los rayos solares. La educación debe ir enfocada al estudio óptico desde la Óptica comunitaria para fomentar el mejor criterio `profesional en estos aspecto. La educación no solo debe ir hacia el colectivo de mayores de 50 años sino debe ir enfocada a la derivación desde los colectivos profesionales sanitarios hacia estos agentes de salud. El óptico-optometrista debe decidir cuáles son las mejores medidas para prevenir del efecto secundario de la incidencia de los rayos solares en los ojos en cada caso.

6. Si los posibles pacientes de DMAE ya han sido diagnosticados de enfermedades metabólicas que afectan al colesterol, diabetes, triglicéridos deben ser educados en el mejor conocimiento de sus patologías y de los efectos secundarios que puedan producirse, entre ellos el desarrollo de la DMAE. Se deben crear campañas sanitarias que sepan llegar a los pacientes y se pongan en manos de los profesionales sanitarios que debemos ayudar a prevenir la DMAE.

7. Podemos utilizar la rejilla de Amsler cuyo resultado es determinante para poder derivar al médico especialista de una posible degeneración macular.

Es por ello que debemos educar en su utilización a la sociedad y al personal sanitario ya que creemos en la implicación del colectivo sanitario (médicos de atención primaria, enfermeros, farmacéuticos comunitarios, nutricionistas, etc.).

Educación Sanitaria en personas diagnosticadas de DMAE.

Las personas que ya han sido diagnosticadas con la DMAE deben poner especial atención en el cuidado de su visión para evitar que la enfermedad avance más rápido.

1. Visitar una vez al año al optometrista y al oftalmólogo. Se garantizará un control adecuado sobre el estado de la visión, el avance o no de la patología y podrá asesorarte sobre el tratamiento más apropiado para cada caso. Además, será una buena oportunidad para consultarles todas las dudas sobre cómo mejorar la calidad de vida y adaptar la rutina si se tiene DMAE.

2. Llevar una dieta saludable, equilibrada, moderada y variada. Por ejemplo deben estar presentes los cítricos, los aceites vegetales, las nueces, los cereales integrales, las verduras y frutas y los pescados de agua fría son recomendables para mantener una excelente salud ocular.

3. Controlar los factores de riesgo como los hábitos poco saludables: tabaco alcohol, dieta rica en grasas, etc. Estos cuidados son recomendables para cualquier persona, pero son especialmente aconsejables para las que necesitan cuidar su visión.

4. Fomentar acciones para hacer ejercicio físico y poder disminuir el peso corporal.

5. Recordar la importancia de tener una hidratación corporal adecuada a cada persona. Evitar el consumo de bebidas alcohólicas y carbonatadas.

TRATAMIENTOS Y FARMACOLOGÍA EN DMAE.

Como hemos dicho, actualmente existe tratamiento farmacológico para la DMAE húmeda o exudativa mientras que la DMAE seca o atrófica no goza de ni ningún tratamiento farmacológico efectivo a día de hoy.

Cuando existe una membrana neovascular coroidea se dan varias posibilidades de tratamiento:

1. Láser convencional. Sólo recomendado para aquellas membranas extrafoveales.
2. Terapia fotodinámica. Eficaz en membranas subfoveales bien definidas y de pequeño tamaño en DMAE exudativa. Se inyecta una protoporfirina intravenosa (**verteporfina**) que induce fotosensibilidad. Posteriormente se aplica un tratamiento con una luz láser suave sobre la lesión, que activa el medicamento produciendo oxígeno y radicales libres que estimulan la agregación plaquetaria y la trombosis de los neovasos. La coagulación de la sangre a ese nivel induce el cierre selectivo de los vasos alterados, afectando muy poco a la retina que se encuentra por encima. Debido a que los neovasos tienden a abrirse, es necesario repetir el tratamiento a los 3 - 4 meses hasta un máximo de cinco tratamientos.

Verteporfina

Estructura química.

Indicación Terapéutica.

Degeneración Macular Asociada a la Edad en su variante Exudativa o Húmeda.

Mecanismo de Acción y Actividad Farmacológica/Fisiológica.

Es un derivado de tipo monoácido de benzoporfirina (BPD-MA) activado por la luz (fotosensiblizador) en presencia del oxígeno. Se genera oxígeno libre altamente reactivo y de corta duración que provoca lesiones en las estructuras biológicas que se encuentran dentro del intervalo de difusión, lo que conduce a la oclusión vascular local, el daño celular y, en determinadas condiciones, se produce la muerte celular.

La selectividad básicamente se obtiene por ser una exposición a la luz localizada y rápida, y la retención de verteporfina por parte de células en fase de proliferación rápida como el endotelio de la neovasculatura de la coroides.

Farmacocinética/Biofarmacia.

Administración en perfusión intravenosa de 10 minutos seguida de activación luminica de 15 minutos después del comienzo de la infusión.

Contraindicaciones.

Se producen episodios de porfiria.

Proteínas de Fusión: Aflibercept

Estructura química.

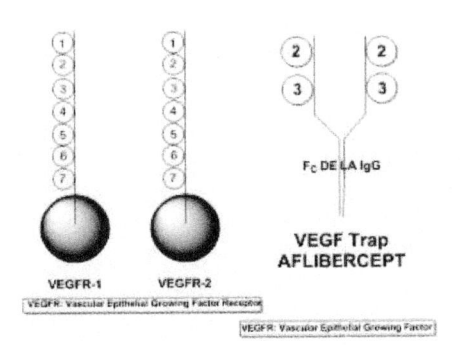

Indicaciones Terapéuticas.

Degeneración Macular Asociada a la Edad de tipo Exudativa o Húmeda.

Cáncer de cólon o recto, asociado a 5-Fluoruracilo e irinotecán.

Tratamiento de la deficiencia visual por edema macular secundario a la oclusión de la vena central y rama venosa de la retina. Alteraciones visuales debidas al edema macular diabético.

Mecanismo de acción.

Proteína de fusión (porción extracelular del receptor VEGF + Fracción Fc de la IgG1 humana) que actua como receptor cebo del factor del crecimiento del endotelio vascular (VEGF), bloqueando así la angiogénesis.

Farmacocinética/Biofarmacia.

Administración intravitrea o intravenosa según la indicación.

Reacciones adversas.

1. Leucopenia.
2. Diarrea.
3. Neutropenia.
4. Proteinuria.
5. Aumento de aminotransferasas.
6. Estomatitis.
7. Fatiga.
8. Trombocitopenia.
9. Hipertensión.
10. Pérdida de peso.
11. Disminución del apetito.
12. Epistaxis.
13. Dolor abdominal.
14. Disfonía.
15. Aumento de creatinina sérica.
16. Cefalea.
17. Riesgo de osteonecrosis del mandibular.

Antiangiogénicos intravítreos: **pegaptanib, ranibizumab.**

La inhibición del factor de crecimiento vascular endotelial es otra vía para tratar a los pacientes de DMAE exudativa. Se produce así una estabilización de las membranas, contribuye a recuperar la agudeza visual (siempre y cuando no se trate de estadíos muy avanzados). Se debe administrar por vía intravítrea cada 4 o 6 meses.

Pegaptanib

Estructura química.

Indicaciones Terapéuticas.

Degeneración Macular Asociada a la Edad tipo Exudativa o Húmeda.

Mecanismo de Acción y Acciones Farmacológicas/Fisiológicas.

Es un oligonucleótido pegilado que se une especificamente al Factor de Crecimiento del Endotelio Vascular (VEGF), produciendo así una inhibición de su actividad.

Farmacocinética/Biofarmacia.

Como ya hemos comentado la administración es por inyección intravítrea.

Reacciones adversas.

1. Cefaleas.
2. Dolor ocular.
3. Hipertensión ocular.
4. Hemorragia subconjuntival.
5. Conjuntivitis.
6. Edema corneal.
7. Sequedad de ojos.
8. Edema palpebral.
9. Midriasis.
10. Hematoma periorbital.
11. Fotofobia.
12. Fotopsias.
13. Hemorragía retiniana.
14. Visión borrosa.

Contraindicaciones.

Básicamente podemos hablar de infecciones oftalmológicas.

Ranibizumab

Estructura química.

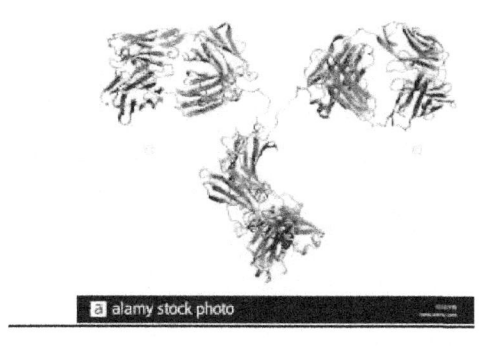

Indicación Terapéutica.

Degeneración Macular Asociada a la Edad en su tipo Exudativa, Húmeda o Neo vascular.

Problemas visuales por neo vascularización coroidea por miopatía patológica.

Edema macular diabético.

Mecanismo de Acción y Actividad Farmacológica.

Anticuerpo monoclonal inhibidor VEGF. Se une con alta afinidad a las isoformas del VEGF, impidiendo la unión a us receptores VEGFR-1 y VEGFR-2.

Farmacocinética/Biofarmacia.

Su administración es por inyección intravitrea.

Reacciones adversas.

1. Cefalea.
2. Hemorragia retiniana.
3. Dolor ocular.
4. Cataratas.
5. Blefaritis.
6. Sequedad de ojos.
7. Náuseas.
8. Artralgia.
9. Bronquitis.
10. Anemia.
11. Hipertensión arterial.

Contraindicaciones.   Infecciones oftalmológicas.

NUTRICIÓN Y DIETÉTICA. CRITERIOS GENERALES.

Antes de abordar los casos específicos que nos ocupan creo que es importante contextualizar la información, y debido a que existe mucha desinformación de lo que debe ser una alimentación saludable para que esta pueda tener un efecto protector sobre la DMAE, debemos introducir criterios generales en cuanto a guías alimentarias, grupos de alimentos, pautas dietéticas y distribución de la energía para cada uno de los pacientes, hidratación corporal, actividad física y los objetivos nutricionales para la población española.

Guías alimentarias para una correcta alimentación.

Seguir una dieta correctamente tiene una guía sin igual que es la que se sigue a través de la Federación Española de Nutrición (FEN) la cual presentó hace unos años el "Mercado de los Alimentos de la FEN" como alternativa a la Pirámide de los Alimentos. De esta manera se pretende dar a conocer cómo a la población española las claves de la estructura de una alimentación saludable mediante una imagen.

En ella se muestra el consumo recomendado de distintos tipos de alimentos para ayudar a la población a poder organizar y diseñar una dieta que debe tener los siguientes adjetivos como son, que esta sea variada, equilibrada y moderada para mantener un buen estado de salud.

El orden de los grupos de alimentos viene ordenados de izquierda a derecha y de arriba abajo según la cantidad y frecuencia de consumo recomendado. Así, los alimentos situados por encima de la balda central, deben ser consumidos frecuentemente y a diario, mientras que de los situados por debajo de ella se recomienda un menor consumo, de forma diaria, semanal u ocasional. Con esta representación en forma de mercado, se pueden utilizar las etiquetas de las distintas secciones, en las que habitualmente encontramos el precio de los alimentos, para dar a conocer la frecuencia y el número de raciones recomendado de cada grupo.

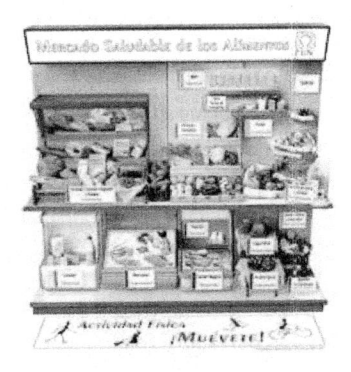

Figura 10. Mercado de los alimentos de la FEN

También se ha querido aprovechar este formato de mercado para informar sobre la forma habitual de encontrar en el mercado cada alimento y su modo de conservación. Además nos permite introducir no solo alimentos frescos sino también elaborados. Además de poder disponer de las fichas de los alimentos mostrados en el mercado, también podremos acceder a otros que emergen, en forma de listas desplegables, al situarnos en las etiquetas de las distintas secciones. De esta forma, se puede acceder a través de esta herramienta informática a información nutricional de más de 280 alimentos característicos de la Dieta Española.

En cada ficha, se muestra la foto del alimento, su nombre en inglés y en latín, si procede, acompañada de una breve descripción de las características morfológicas, las principales variedades y un breve comentario histórico. También queda reflejada la estacionalidad del producto, su hábitat, pesca y/o aspectos de elaboración, dependiendo de la naturaleza del alimento. Por último incluye un comentario nutricional del alimento además de los nutrientes o sustancias no nutritivas más destacables. La ficha se acompaña de una tabla con el contenido en energía y nutrientes por 100 g de producto, por ración y su comparación con las ingestas recomendadas diarias. Dada la importancia de la actividad física en nuestra vida diaria, en la base del Mercado, se puede ver la recomendación: "Muévete" para toda la población.

Grupos de alimentos

Los grupos de alimentos recogen los nutrientes encargados de llevar a cabo las distintas funciones fisiológicas con las que están relacionadas, y se agrupan en su similitud según la composición nutricional de estos.

Existen siete grupos de alimentos:

Grupo 1: Leche y derivados lácteos. Tienen una función plástica. Por tanto, participan en la formación y mantenimiento de las distintas estructuras del organismo. Son alimentos de naturaleza proteica entre otras composiciones. Su poder energético depende de la grasa que acompañe a estas proteínas.

Grupo 2: Carnes, pescados y huevos. Gozan de funciones plásticas y energéticas. Son alimentos que incorporan proteínas de alto poder biológico, hierro y vitaminas del grupo B. Son igual de necesarias las proteínas de la carne como la de pescado, aunque el pescado se considera más saludable por su contenido en grasas omega 3. Los huevos también son ricos en nutrientes esenciales.

Grupo 3: Patatas, legumbres, frutos secos. Presentan funciones plástica y una energética. Energética en el sentido de que aportan energía gracias al contenido en hidratos de carbono. En cuanto a las legumbres aportan proteínas de origen vegetal de alto contenido biológico y fibra. Los frutos secos aportan ácidos grasos mono insaturados y poliinsaturados, y vitaminas del grupo B.

Grupo 4: Verduras y Hortalizas. Función reguladora. El Código Alimentario Español indica que las hortalizas son cualquier planta herbácea hortícola que se puede utilizar como alimento, ya sea en crudo o cocinado y las verduras son las hortalizas en las que la parte comestible está constituida por sus órganos verdes (hojas, tallos, inflorescencia). Aportan grandes cantidades de vitaminas, minerales y oligoelementos, fibra (especialmente soluble), además de un alto porcentaje de agua y pocas calorías de su baja proporción en hidratos de carbono, proteínas y grasas.

Grupo 5: Frutas. Función reguladora. Su importancia en la dieta es similar a la del grupo 4, verduras y hortalizas, además son ricas en azúcares del tipo de la sacarosa, fructosa y glucosa pero con un aporte calórico bajo.

Grupo 6: Cereales y derivados, azúcar y dulces. Función energética. Aportan calorías de sus carbohidratos (los de los cereales más densos y nutritivos que otras fuentes de hidratos de carbono). Importante también la aportación de vitaminas del grupo B.

Grupo 7: Grasas, aceite y mantequilla. Función energética. El aporte calórico debe proceder tanto de este grupo como del anterior, por la diferencia de elementos que tiene cada uno. Este grupo es rico en vitaminas liposolubles.

Cada grupo de alimentos cuenta a su vez con una clasificación, los alimentos plásticos o formadores, los alimentos energéticos y los alimentos reguladores. Los primeros son los que proporcionan sustancias imprescindibles tanto para la formación como para la conservación de nuestra estructura física. Los alimentos energéticos son los que, como indica su nombre, nos proporcionan energía y los alimentos reguladores son los que resultan imprescindibles para nuestro metabolismo por su aporte en vitaminas, minerales y fibra.

Los grupos de alimentos responden a la necesidad de clasificar los alimentos que por separado no proporcionan todos los nutrientes que nuestro organismo necesita. La dieta saludable debe ser variada y equilibrada, estar compuesta por cada uno de los grupos de alimentos en sus proporciones adecuadas y además, hay que jugar con la variedad de alimentos de cada grupo porque cada uno nos aporta sustancias que ayudan a cubrir nuestras necesidades orgánicas

Pautas dietéticas y distribución de la energía para cada uno de los pacientes.

Lo más importante es distribuir la energía total (Kcal a lo largo del día, normalmente los nutricionistas distribuimos la energía en 5 comidas o ingestas al día, o en ocasiones planificamos un resopón que corresponde a la última ingesta del día y que viene a ser un 5% de la energía total.

Hidratación corporal

No existe un consenso en cuanto al cálculo exacto de la cantidad de agua y otros líquidos (zumos, té, café, etc.) a incorporar a diario. Hay diferencias entre la Organización Mundial de la Salud (OMS) y la EFSA (Autoridad Europea de Seguridad Alimentaria). Una forma clara de calcular una hidratación adecuada es multiplicar por 25 ml de agua el peso corporal de la persona en estudio.

Actividad física

La actividad física está registrada en los objetivos nutricionales de la SENC 2011 y nos guiaremos por ellos.

Distribución de los menús y la Energía.

La energía que debe de tener cada persona se deben hacer en función de su edad y de sus características fisiológicas, por ejemplo, el embarazo y la lactancia requieren de más demandas energéticas que una mujer sin estarlo.

La energía total (Et kcal/kg peso/día) debe ser repartida en las 5 comidas del día siguiendo el siguiente criterio:

Desayuno 25% de la Et.

Media mañana 10% de la Et.

Comida 30% de la Et.

Merienda 10% de la Et.

Cena 25% de la Et.

Resopón 5% de la Et. (Justo antes de ir a la cama se puede poner).

La estructura normal de los macronutrientes en el Modelo de dieta Mediterránea la distribución energética en un 100% debe ser:

50-60% deben proceder de los Hidratos de Carbono (HC). El 10% máximo pueden ser procedentes de azúcares simples. El 3% debe proceder de la fibra. El valor energético de los HC son 4.5 kcal/g.

30-32% deben proceder de las grasas (AG).Se debe cumplir el siguiente criterio, los Ácidos Grasas Saturadas (AGS) menos del 10%, los Ácidos Grasos Mono insaturados (AGM) el 15% y los Ácidos Grasos Poliinsaturados (AGP) el 7%. El valor energético de AG son 9 kcal/g.

10-15% deben proceder de las proteínas (P). El valor energético que tienen son 4 Kcal/g.

El colesterol debe cumplir los Objetivos Nutricionales como se pueden ver en la tabla siguiente.

Cómo se deben servir los alimentos para que no pierdan sus nutrientes.

Debemos minimizar la pérdida de nutrientes es el resultado de una toma de decisiones que comienza en la compra de los alimentos que componen nuestra dieta.

Debemos tener un equilibrio entre el volumen de la compra con el ritmo del consumo del hogar, así podemos evitar que los alimentos permanezcan almacenados durante mucho tiempo, ya que esto puede mermar sus propiedades nutritivas, e incluso que tengamos que tirarlos a la basura.

Ya en la cocina, para garantizar gran parte de nutrientes deberemos aprovechar las cortezas y hojas externas de las frutas y verduras, siempre que nos sea posible. Cuando el propio vegetal no lo permite o nos desagrada su consumo con piel, debemos seguir estos consejos para su limpieza y manipulación:

1. Lavar los vegetales enteros y cortarlos después.

2. La luz, el calor, el oxígeno o un remojo dilatado pueden reducir las pérdidas de vitaminas y minerales, por ello, debemos evitar la exposición de frutas y verduras a estos elementos.

3. Deberemos pelar y trocear el alimento justo antes de su consumo o preparación. Si al pelar una manzana, acto seguido se come, así no dejamos tiempo a que se oxiden o el efecto del corte sobre las células de la pulpa cause la pérdida de nutrientes.

Las hortalizas y su relación con las técnicas culinarias.

Ya tenemos los vegetales seleccionados y lavados. Ahora veremos cómo influyen las técnicas culinarias en la pérdida y/o conservación de sus nutrientes.

Durante el cocinado tampoco se deben cortar en exceso estos vegetales ya que cuanto más partimos las verduras, más contacto hay con el agua y una mayor cantidad de los minerales y vitaminas se pierde en un proceso denominado lixiviación. Por ello, aconseja aprovechar el agua de la cocción para preparar salsas, sopas o purés; excepto cuando se trata de acelgas, espinacas o remolacha.

Cocción. La cocción siempre se debe hacer en una cantidad mínima de agua, y en un tiempo controlado y evitando el remojo.

Guisar. Provoca pérdidas significativas de nutrientes pero menores que al hervir frutas y hortalizas en abundante agua y durante un largo período de tiempo.

Cocer a presión. Si se realiza en la forma adecuada, el valor nutritivo se conserva mejor que con el hervido o guisado.

Hervir. Se deben agregar las verduras al agua hirviendo y no antes. El tiempo de cocción se reduce considerablemente y tendremos mucho menos contacto con el agua.

Por lo tanto si sometemos al efecto del calor a un alimento puede malograr determinadas sustancias presentes en el, pero también favorecer su aprovechamiento por el organismo aumentando su biodisponibilidad.

Si añadimos vinagre o zumo de limón contribuye a la conservación de las vitaminas y a la absorción de algunos minerales, como el hierro. Además, es una forma de mantener el color de las verduras como por ejemplo con las alcachofas.

Si agregamos bicarbonato de sodio para mantener el color de las verduras y disminuir su dureza, es una práctica poco recomendable porque destruye algunos nutrientes como la vitamina C.

Métodos sin contacto directo con el agua.

Estos procesos culinarios, según esta guía, son los más respetuosos con los nutrientes presentes en las hortalizas pero conviene seguir algunos consejos para evitar pérdidas innecesarias.

Cocción al vapor y en microondas. Situadas a la cabeza de las técnicas menos destructivas, tienen un impacto mínimo en los nutrientes. Por ejemplo, al cocinar al vapor el brócoli no afecta en gran medida a la vitamina C, una de los más termos sensibles, mientras que cocerlo en agua reduce significativamente su contenido.

Horneado. Las temperaturas han de ser elevadas y los tiempos cortos. A su vez, los alimentos no se deben cortar en trozos pequeños.

Salteado. Esta técnica conlleva una pérdida de nutrientes baja ya que los alimentos se cocinan ligeramente.

Frituras. Si la temperatura, el aceite y la duración son adecuados, conserva muy bien las propiedades del alimento porque la costra que lo envuelve mantiene el agua dentro. Sin embargo, aumenta el valor calórico por la absorción del aceite, por ello, aunque no es una técnica a eliminar, si conviene limitarla.

Objetivos nutricionales para la población Española por la Sociedad Española de Nutrición Comunitaria, 2011.

	Objetivos nutricionales intermedios[a]	Objetivos nutricionales finales[b]
Lactancia materna	6 meses (al menos 4 meses exclusiva)	≥ 1 año
Fibra Dietética	> 12 g/1.000 kcal (> 22 g/día en mujeres y 30 g/día en hombres)	> 14 g/1.000 kcal (> 25 g/día en mujeres y 35 g/día en hombres)
Fibra soluble (% en el total)	25-30 %	30-50 %
Folatos	> 300 µg/día	> 400 µg/día[c]
Calcio	≥ 800 mg/día	1.000 mg/día
Sodio (sal común)	< 7 g/día	< 5 g/día
Yodo	150 µg/día	150 µg/día
Flúor	1 mg/día	1 mg/día
Vitamina D	200 UI (5 µg/día) > 50 años: 400 UI (10 µg/día) 15-30 min/día de exposición lumínica	200 UI (5 µg/día) > 50 años: 400 UI (10 µg/día) 30 min/día de exposición lumínica
Actividad física[d]	PAL > 1,6 (> 30 min/día)	PAL > 1,75 (45-60 min/día)
IMC (kg/m^2)	21-25	21-23 Mayores de 65 años, 23-26
Grasas totales (% energía) AG saturados AG monoinsaturados AG poliinsaturados ω-6 ω-3 ALA DHA AG trans	≤ 35 % ≤ 10% 20 % 4 % 2 % de energía, linoleico 1-2 % 200 mg < 1 %	30-35 % 7-8 % 20 % 5 % 3 % de energía, linoleico 1-2 % 1-2 % 300 mg < 1 %
Colesterol Hidratos de carbono totales (% energía) Alimentos azucarados (frecuencia/día)	< 350 mg/día < 110 mg/1.000 kcal > 50 % Índice glucémico reducido < 4/día	< 300 mg/día < 100 mg/1.000 kcal 50-55 % Índice glucémico reducido ≤ 3/día < 6 % energía
Frutas	> 300 g/día	> 400 g/día
Verduras y hortalizas	> 250 g/día	> 300 g/día
Bebidas fermentadas de baja graduación (vino, cerveza o sidra)	< 2 vasos/día (mejor con las comidas)	< 2 vasos/día (con las comidas) [e]

a Se corresponden fundamentalmente con el percentil 75 o 25 según la circunstancia (favorable o desfavorable) de los estudios poblacionales de Nutrición realizados en los últimos años en España, o bien cuando se trata de micronutrientes, a valores nutricionales de referencia. Deben ser evaluados a finales del 2015.

b Objetivos nutricionales finales, de acuerdo a la evidencia científica actual y basados en los valores nutricionales de referencia. Deben ser evaluados a finales del 2020.

c Límite máximo, 1 mg/día

d PAL: nivel de actividad física; indica el gasto energético asociado a la actividad física.

e No sobrepasar 2 unidades de bebida estándar (UB) equivalentes a 20 g de etanol puro (1 en las mujeres).

NUTRICIÓN ESPECÍFICA EN LA DMAE

Como sabemos el enfoque nutricional es una de la piezas clave en la DMAE, de hecho forma parte de la prevención el seguir una dieta en la que estén presentes una serie de nutrientes que creemos son fundamentales se incorporen a diario. Podríamos ponerle el adjetivo de antioxidante ya que son necesarios nutrientes como la vitamina C, la vitamina E, betacarotenos y los minerales Zinc y Cobre, las xantofilas: luteína y zeaxantina y los ácidos grasos de cadena larga tipo omega 3: EPA (ácido eicosapentaenoico) y DHA (ácido docosahexaenoico). Es importante advertir a nuestros pacientes que los antioxidantes no curan ni mejoran la visión y que su finalidad sólo es tratar de retrasar la evolución del proceso degenerativo.

Por lo tanto debemos en la dieta pilar o base en la DMAE deben estar presente los alimentos del grupo 2, 4 y 5 como ya hemos visto pero no debemos olvidar los grupos 3 y 7 debido a la presencia de buenos Ácidos Grasos Mono insaturados y Poliinsaturados presentes ellos que mejoran el perfil lipídico dietético.

Vitamina C.

Es un antioxidante por excelencia, por lo que su consumo en conjunto con luteína y zeaxantina que estudiaremos a continuación ayuda a disminuir el daño por oxidación en la mácula.

Alimentos que contienen vitamina C encontramos a los cítricos, las fresas, la guayaba, el brócoli y los pimientos entre otros muchos más.

Las ingestas diarias recomendadas varían según la edad pero para personas de 60 años que es cuando más probable comienza la DMAE son 60 mg de ácido ascórbico para ambos sexos. En mujeres fértiles necesitan 80 mg en 2ª mitad de la gestación y 85 mg en la lactancia).

Vitamina E.

IDR para hombre 12 mg y para mujeres 12 mg (15 mg en 2ª mitad de la gestación y 17 mg en la lactancia).

Betacarotenos.

Alimentos ricos en ellos: zanahorias, pimientos, boniatos, brocoli, espinacas, acelgas, etc.

Se necesitan unas IRD de betacarotenos en adultos de: 1000 equivalentes (eq.) de retinol en hombres y 800 eq. retinol en mujeres (y 800 eq. retinol y 1300 eq. retinol en la 2ª mitad de la gestación y en la lactancia en mujeres fértiles respectivamente).

Otras vitaminas

Las Vitaminas B2, B6, B12 contribuyen a mantener el normal funcionalismo del sistema nervioso y las Vitaminas B6, B9 y B12 contribuyen en el normal metabolismo de la homocisteína. La Vitamina B2 además contribuye a mantener la estructura y función normales de la piel y las mucosas, como la conjuntiva ocular.

Alimentos presentes sardinas, legumbres, yemas de huevo, salmón, hígado, frutos secos, etc.

Las IDR también están establecidas en las Tablas de Moreiras y cols. de 2016 para la población Española.

Luteína y Zeaxantina

La luteína y la zeaxantina son compuestos químicos pertenecientes al grupo de las xantófilas. Son pigmento de tipo carotenoide que se localizan en la mácula, la parte central de la retina que nos permite tener una visión aguda. Se depositan en la mácula y son verdaderos filtros biológicos. Estas sustancias tienen como función principal en el ojo, actuar como antioxidantes evitando la formación de radicales libres que puedan dañar los tejidos oculares.encontrados en plantas, algas, bacterias fotosintéticas y en la yema de huevo

Tanto la luteína como la zeaxantina se encuentran en alimentos de hojas verdes como las espinacas, los berros, el brócoli, los espárragos, la lechuga, las coles, repollo, los kiwis, la mostaza y la yema de huevo.

Ácidos Grasos Omega 3

Este tipo de ácidos grasos ayuda a controlar la inflamación de la mácula y previenen su degeneración.

El ácido Docosahexaenoico (DHA) es un ácido graso poliinsaturado Omega-3 necesario para el normal funcionalismo cerebral y ocular.

El ácido Eicosapentaenoico (EPA) y DHA contribuyen al normal funcionalismo del corazón.

Se recomienda las cantidades diarias recomendadas de esos ácidos en: 350 mg de DHA y 650 mg de EPA.

Se encuentra en pescados azules como sardinas, salmonetes, atunes, salmones, truchas, bonitos, peces espada, rodaballos, caballas, anchoas o boquerones, palometas, anguilas, arenques, carpas, jureles, angulas, cazones, chicharros, lampreas.

La importancia de los minerales en el sistema ocular.

Los minerales como el Zinc, Selenio, Cobre entre otros, participan en la protección ocular con sus propiedades antioxidantes.

Zinc.

Alimentos ricos en zinc, estos pueden ser: ostras, quesos, mantequilla, la carne de ave, las almejas, la levadura de cerveza, los frutos secos, la lechuga, las espinacas y el hígado, entre otros.

Se necesitas 15 mg en adultos hombre y mujer (20 mg en la 2ª mitad de la gestación y 25 mg en la lactancia).

Cobre.

Alimentos ricos en cobre: mariscos y pescados, legumbres, carnes de todo tipo, frutos secos, etc.

Se necesita muy poca cantidad al día 1 mg en ambos sexos.

Selenio.

Alimentos ricos en Selenio: nueces, avena, semillas o pipas de calabaza, champiñones, judías, ortigas, pepino, ajo, levadura de cerveza, etc.

Las IDR de Selenio son en adultos 70 mg de hombres 55 mg en mujeres y (65 mg y 75 mg, si es en mujeres fértiles 2º mitad de la gestación o en la lactancia respectivamente).

Complementos vitamínicos en la DMAE.

Está probado el beneficio de los complejos vitamínicos en los pacientes con DMAE intermedia para retrasar la progresión a formas más graves de la enfermedad que tienen un peor tratamiento y pronóstico visual.

El principal problema es que las dosis administradas en los estudios son más altas de las cantidades diarias recomendadas (CDR) por lo que ninguno de los suplementos comercializados en España contiene dosis tan altas.

Estos no están exentos de riesgos como por ejemplo los betacarotenos que no pueden administrarse en fumadores o que hayan dejado el tabaco hace menos de 8 años porque se ha demostrado un aumento en la incidencia de cáncer de pulmón. Además, el óxido de zinc puede producir alteraciones en el tránsito intestinal o aumentos en los problemas genitourinarios.

Por lo tanto, el inicio del tratamiento debe tener el beneplácito del médico y/o oftalmólogo para poder comenzarlo.

CASOS REALES

CASO 1: DMAE húmeda

Género	Hombre
Profesión	Jubilado
Edad	72 años
Retinografías	09/10/2018
Historial oftalmológico	Fue operado de cataratas hace 1 año de AO Su padre también es paciente de DMAE húmeda con pérdida visual irreversible sin diagnosticar a tiempo.
Diagnóstico oftalmólogo	DMAE húmeda
Revisiones	Semestrales
Tratamiento (TTO)	1. Pastillas por HTA 2. Gotas lubricantes a base de ácido hialurónico por ojo seco
PIO	12 mm Hg AO con tonómetro de aire
Amsler	en VP con RX se produce distorsión de líneas horizontales con ambos ojos

RX actual: **Esfera, cilindro x eje**	AV (decimal)
-0.25 - 0.50 X 115º	1.0
-0.25 -0.75 X 130º	0.9 +2
Adición AO: + 3.00	1.0 / 1.0

| Sin filtros | Sin filtros | contraste | contraste |

| Invertida | Invertida | Invertida + contraste | Invertida + contraste |

| Anerita | Anerita |

| Azul OD | Azul + invertido | Azul + contraste | Azul+ invertido + contraste |

| Anerita + contraste | Anerita + invertido | Rojo + contraste | Rojo + invertido |

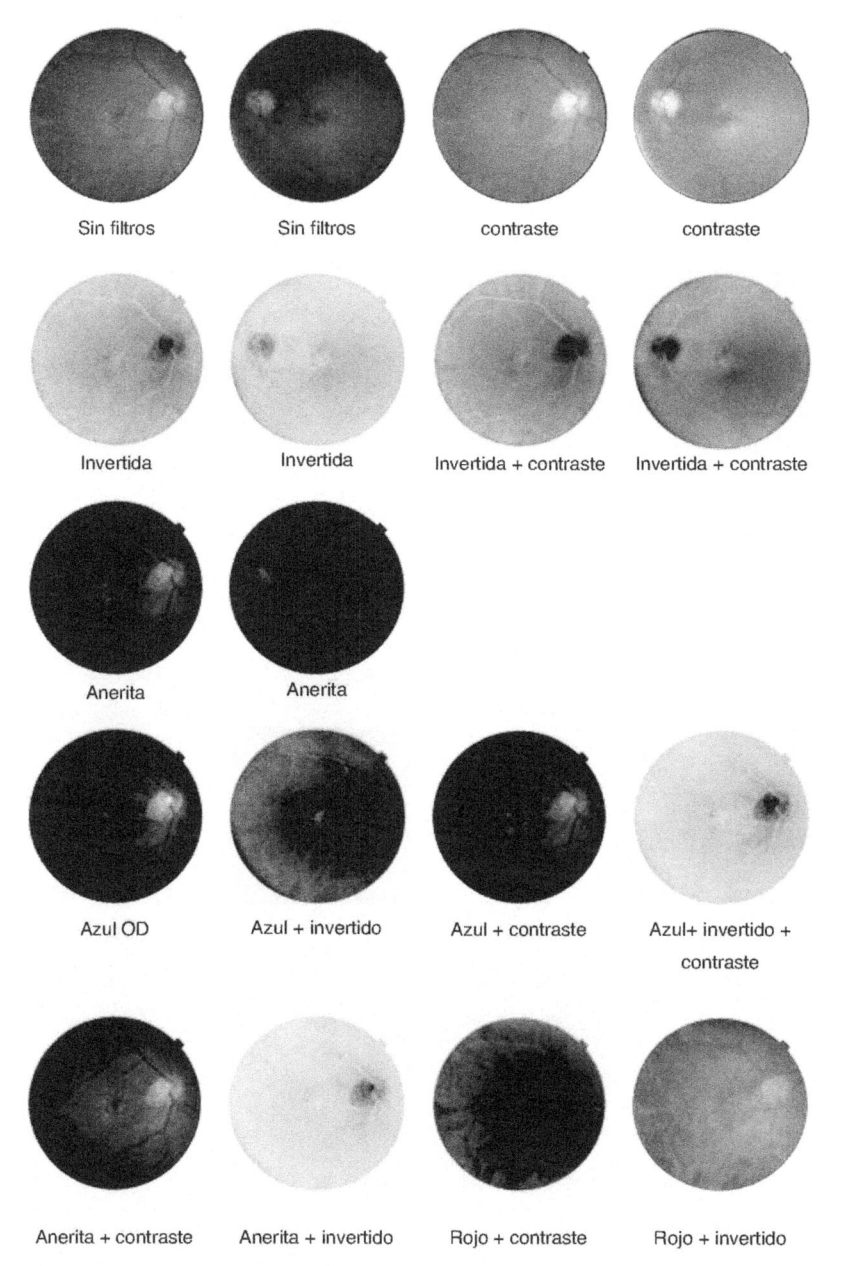

Figura 11. Imágenes retinográficas primero para ambos ojos y otros filtros en OD

CASO 2: DMAE seca

Género	Mujer
Profesión	Comercial
Edad	55 años
Retinografías	06/11/2018 DISCO ÓPTICO (E / P) (0.7) RESPETADO ÁRBOL VASCULAR (A / V) (2 / 3) RESPETADO MÁCULA ALTERACIÓN PERIFOVEAL FÓVEA BRILLO ATENUADO TAPETE RETINIANO ZONA MACULAR NO HOMOGÉNEA
Historial oftalmológico	Sin revisiones durante 3 años. No tiene medicación actualmente.
Diagnóstico oftalmólogo	DMAE seca
Revisiones	Variables
Tratamiento (TTO)	1. Grageas por HTA desde hace 4 años 2. Gotas lubricantes a base de ácido hialurónico por ojo seco
PIO (hora: 12.25)	17/18 (mm Hg)
Amsler	Metamorfopsías horizontales / Campo completo
Optometría	Usa progresivos personalizados
Biomicroscopio	PÁRPADOS TERSOS Y ESTRUCTURADOS CONJUNTIVA VASCULARIZACIÓN COHERENTE CÓRNEA TRANSPARENTE Y HOMOGÉNEA IRIS PIGMENTACIÓN NORMAL LÁGRIMA CALIDAD Y CANTIDAD ESTABLE CRISTALINO PPIO CATARARA SUBCAPSULAR AO
Seguimiento	Semestral

RX actual: Esfera, cilindro x eje	
OD: +1.00 - 0,75 X 170°	**AV (decimal)** 0.8
OI: +1.25 -1.00 X 180°	**AV (decimal)** 1.0
Adición AO: + 2.50	**AV (decimal)** 1.0
DIP	30/30 (mm)
Pupilas	PIRRLA
MEO	SPEC
PPC	< 10 cm
Cover test	VL ORTO / VP ORTO
Worth	Fusión plana
Estereopsis	Visión en profundidad estable

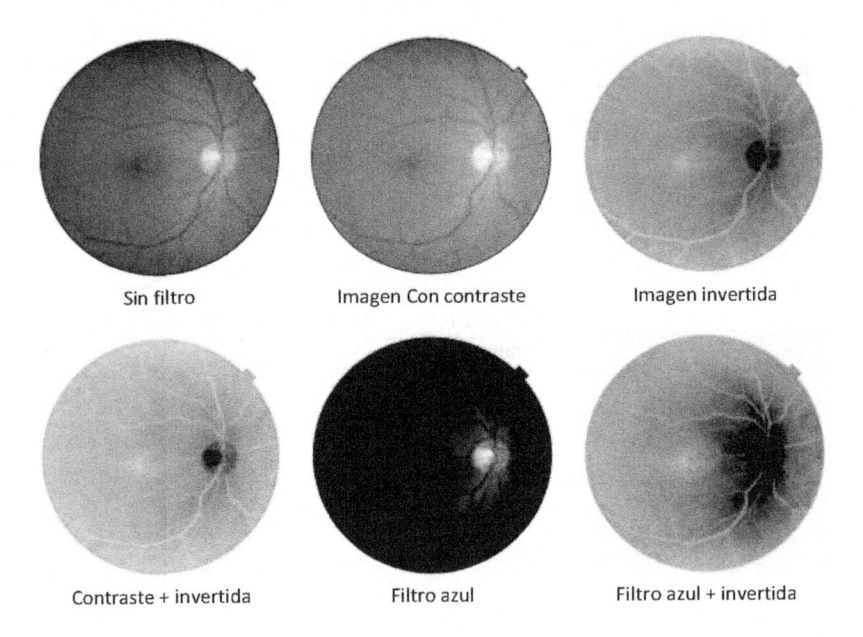

Sin filtro · Imagen Con contraste · Imagen invertida

Contraste + invertida · Filtro azul · Filtro azul + invertida

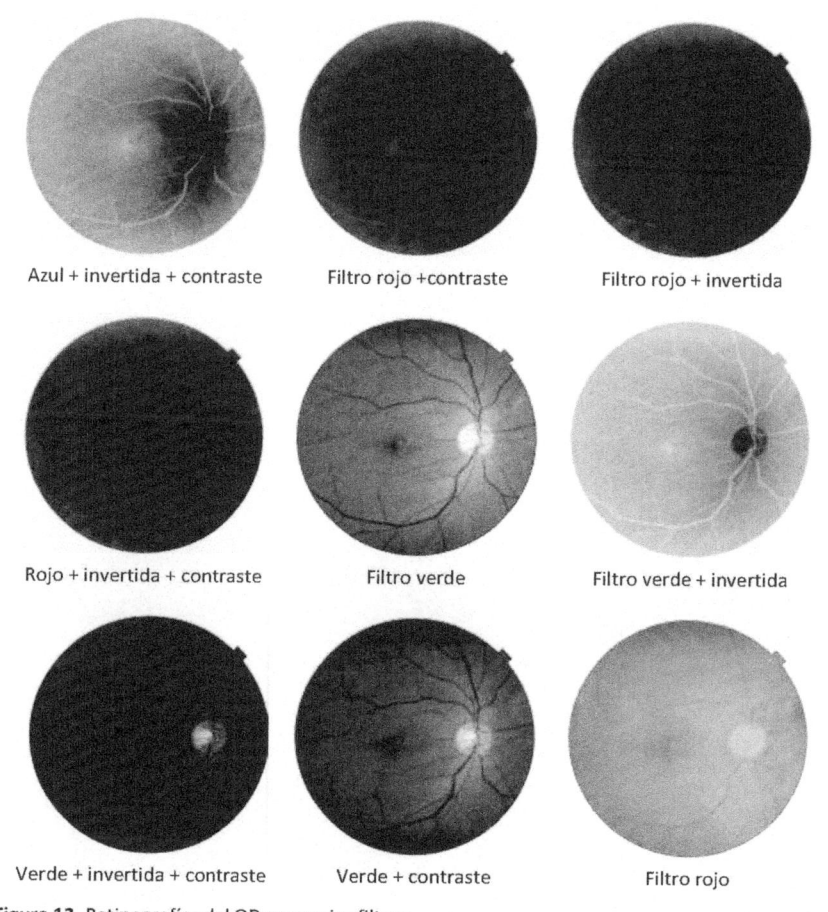

Azul + invertida + contraste	Filtro rojo +contraste	Filtro rojo + invertida
Rojo + invertida + contraste	Filtro verde	Filtro verde + invertida
Verde + invertida + contraste	Verde + contraste	Filtro rojo

Figura 12. Retinografías del OD con varios filtros.

ABREVIATURAS

AO	Ambos ojos
CFNR	capa de fibras nerviosas de retina
DIP	Distancia Inter Pupilar
DMAE	Degeneración Macular Asociada a la Edad
EPR	Epitelio pigmentario retiniano
HTA	Hiper Tensión Arterial
MEO	Motilidad Extra Ocular
PIO	Presión Intraocular Ocular
PIRRLA	Pupilas Isocóricas Redondas y Reactivas a la Luz y a la Acomodación
RX	Refracción
SPEC	Suave Preciso Extenso y Completo
TTO	Tratamiento
VP	Visión Próxima

Referencias

Behrendt T, Slipakoff E. Spectral reflectance photography. In: Ophthalmic Photography. Justice J Jr. Little, Brown and company. Boston 1982; 95-99

Comprehensive implementation plan on maternal, infant and young child nutrition. Geneva: World Health Organization; 2014.

Fats and fatty acids in human nutrition: report of an expert consultation. FAO Food and Nutrition Paper 91. Rome: Food and Agriculture Organization of the United Nations; 2010.

Framework for Action. Second International Conference on Nutrition. Rome: Food and Agriculture Organization of the United Nations/World Health Organization; 2014.

Friedman DS, O'Colmain BJ, Muñoz B, Tomany SC, McCarty C, de Jong PT, Nemesure B, Mitchell P, Kempen J; Eye Diseases Prevalence Research Group. Prevalence of age-related macular degeneration in the United States.Arch Ophthalmol. 2004 Apr; 122(4):564-72. Erratum in: Arch Ophthalmol. 2011 Sep; 129(9):1188.

Geneva: World Health Organization; 2018 (Draft issued for public consultation in May 2018).

Global action plan for the prevention and control of NCDs 2013–2020. Geneva: World Health Organization; 2013.

Global strategy on diet, physical activity and health. Geneva: World Health Organization; 2004.

Guideline: Potassium intake for adults and children. Geneva: World Health Organization; 2012.

Guideline: Sodium intake for adults and children. Geneva: World Health Organization; 2012.

Guideline: Sugars intake for adults and children. Geneva: World Health Organization; 2015.

Guidelines: Saturated fatty acid and trans-fatty acid intake for adults and children.

Hooper L, Abdelhamid A, Bunn D, Brown T, Summerbell CD, Skeaff CM. Effects of total fat intake on body weight. Cochrane Database Syst Rev. 2015; (8):CD011834.

http://www.archive.org/stream/philadelphiaphot18861phil#page/340/mode/1up Diet, nutrition and the prevention of chronic diseases: report of a Joint WHO/FAO Expert Consultation. WHO Technical Report Series, No. 916. Geneva: World Health Organization; 2003.

Jackman WT, Webster JD. On photographing the retina of the living eye. Philadelphia Photographer 1886; 23:340-341

Klein R, Klein BE, Myers CE. Risk assessment models for late age-related macular degeneration. Arch Ophthalmol. 2011 Dec; 129(12):1605-6. DOI: 10.1001/archophthalmol.2011.372

Mozaffarian D, Fahimi S, Singh GM, Micha R, Khatibzadeh S, Engell RE et al. Global sodium consumption and death from cardiovascular causes. N Engl J Med. 2014; 371(7):624–34.

Nishida C, Uauy R. WHO scientific update on health consequences of trans fatty acids: introduction. Eur J Clin Nutr. 2009; 63 Suppl 2:S1–4.

Pérez-Salvador García, Eduardo. (2003). Atlas Urgencias en Oftalmología: Volumen II. *Archivos de la Sociedad Española de Oftalmología*, 78(9), 521-522. Recuperado en 10 de noviembre de 2018, de http://scielo.isciii.es/scielo.php?script=sci_arttext&pid=S0365-66912003000900013&lng=es&tlng=es.

REPLACE: An action package to eliminate industrially-produced trans-fatty acids. WHO/NMH/NHD/18.4. Geneva: World Health Organization; 2018.

Report of the Commission on Ending Childhood Obesity. Geneva: World Health Organization; 2016.

Rome Declaration on Nutrition. Second International Conference on Nutrition. Rome: Food and Agriculture Organization of the United Nations/World Health Organization; 2014.

Seland JH, Vingerling JR, Augood CA, Bentham G, Chakravarthy U, deJong PT, Rahu M, Soubrane G, Tomazzoli L, Topouzis F, Fletcher AE. Visual impairment and quality of life in the older European population, the **EUREYE** study. Acta Ophthalmol. 2011 Nov; 89(7):608-13. DOI: 10.1111/j.1755-3768.2009.01794.x. Epub 2009 Nov 19.

Set of recommendations on the marketing of foods and non-alcoholic beverages to children. Geneva: World Health Organization; 2010.

Te Morenga LA, Howatson A, Jones RM, Mann J. Dietary sugars and cardiometabolic risk: systematic review and meta-analyses of randomized controlled trials of the effects on blood pressure and lipids. AJCN. 2014; 100(1): 65-79.

Thirteenth general programme of work, 2019-2023. Geneva: World Health Organization; 2018.

https://www.google.es/search?q=estructura+quimica+verteporfina&source=lnms&tbm=isch&sa=X&ved=0ahUKEwixgcShiK7eAhVLWsAKHdm3DXcQ_AUIDigB&biw=1366&bih=657#imgrc=uKog4SV3_1RJaM

https://www.google.es/search?q=estructura+quimica+pegaptanib&source=lnms&tbm=isch&sa=X&ved=0ahUKEwiiy5SEj67eAhVKPFAKHT72CbMQ_AUIDigB&biw=1366&bih=657#imgrc=pakDwfVCLl98dM

https://www.google.es/search?q=estructura+quimica+ranibizumab&source=lnms&tbm=isch&sa=X&ved=0ahUKEwj3uJPFj67eAhUMfFAKHREYDC8Q_AUIDigB&biw=1366&bih=657#imgrc=Egsy6IcOncI7LM

https://www.oftalmoseo.com/efecto-de-la-cirugia-de-catarata-en-pacientes-con-degeneracion-macular-exudativa/

https://www.google.es/search?q=mercado+de+los+alimentos+fen&source=lnms&tbm=isch&sa=X&ved=0ahUKEwiam_jIzrDeAhXLGuwKHQivDFMQ_AUIDigB&biw=1366&bih=657#imgrc=ogWvrUwnBJpEtM

http://www.nutricioncomunitaria.org/es/noticia/guias-alimentarias-senc-2016

http://ia600208.us.archive.org/28/items/philadelphiaphot18861phil/philadelphiaphot18861phil.pdf

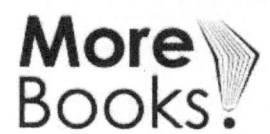

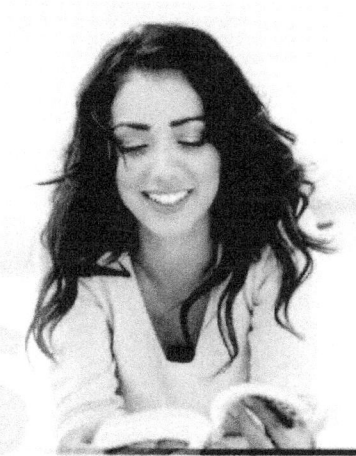

I want morebooks!

Buy your books fast and straightforward online - at one of world's fastest growing online book stores! Environmentally sound due to Print-on-Demand technologies.

Buy your books online at
www.morebooks.shop

¡Compre sus libros rápido y directo en internet, en una de las librerías en línea con mayor crecimiento en el mundo! Producción que protege el medio ambiente a través de las tecnologías de impresión bajo demanda.

Compre sus libros online en
www.morebooks.shop

KS OmniScriptum Publishing
Brivibas gatve 197
LV-1039 Riga, Latvia
Telefax: +371 686 204 55

info@omniscriptum.com
www.omniscriptum.com

Made in the USA
Coppell, TX
18 May 2022